COMMENT ON SE DÉFEND

CONTRE

L'ECZÉMA

PAR LE

Dr E. MONIN

(De la Faculté de Médecine de Paris)
Chevalier de la Légion d'honneur, Officier de l'Instruction publique)

> « La vie est trop courte pour
> « surcharger la mémoire de gros
> « livres : attachons-nous aux
> « écrits les plus pratiques pour
> « fortifier notre jugement. »
>
> SAINT-EVREMOND.

Prix : 1 franc

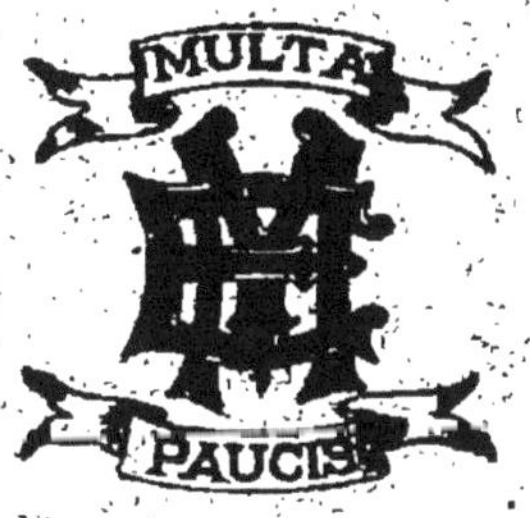

PARIS

ÉVOLUTION MÉDICALE

29, RUE DE SEINE, 29

Tous droits réservés

COMMENT ON SE DÉFEND

CONTRE

L'ECZÉMA

DERNIERS OUVRAGES DU MÊME AUTEUR

COMMENT ON SE DÉFEND

CONTRE

L'ECZÉMA

PAR LE

Dʳ E. MONIN

(De la Faculté de Médecine de Paris)
Chevalier de la Légion d'honneur, Officier de l'Instruction publique)

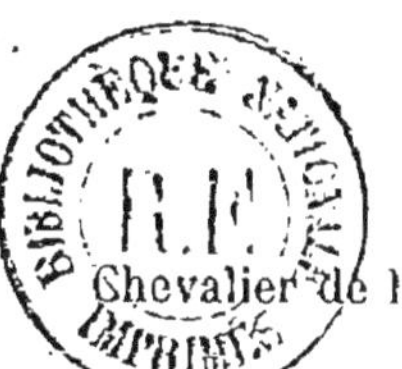

> *« La vie est trop courte pour*
> *« surcharger la mémoire de gros*
> *« livres : attachons-nous aux*
> *« écrits les plus pratiques pour*
> *« fortifier notre jugement. »*
>
> Saint-Évremond.

Prix : 1 franc

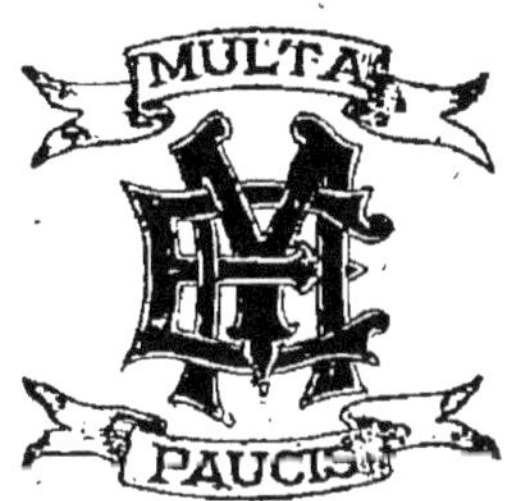

PARIS

L'ÉVOLUTION MÉDICALE

29, RUE DE SEINE, 29

Tous droits réservés

PRÉFACE

Le rôle du médecin dans la cure de l'eczéma est fort complexe. Il doit soutenir la nutrition dans sa lutte, réprimer les poussées nuisibles et favoriser les efforts utiles ou de cicatrisation. La guérison dépend de la sûreté du diagnostic : le succès résulte de la pratique expérimentée et rationnelle.

En publiant cet opuscule, j'ai eu pour but de faire connaître à mes confrères, ainsi qu'au grand public, les *secrets du métier*, traduits sous forme de formules ou de préceptes généraux. Je suis persuadé que, si tous les spécialistes faisaient de même, au lieu de défendre trop jalousement les arcanes de leur pratique journalière, malades et médecins s'en trouveraient mieux. Les progrès de la science résident surtout dans la comparaison de la technique des divers praticiens. Les guérisseurs égoïstes, ceux qui ne publient rien, placent, on peut le dire, leur gloire en viager :

« *Viventesque suæ viderunt funera famæ.* »
Quant à moi, j'ai toujours pensé que ma pratique était le patrimoine des malades et de mes con-

frères et mes nombreux écrits sur la thérapeutique dérivent de cette opinion.

Pour ce qui concerne spécialement la cure de l'eczéma, si l'on ne peut supprimer la cause morbide, on peut fort bien réagir contre les troubles destructifs de la peau, réparer les désordres, provoquer les crises cicatricielles favorables, *imitant toujours la nature*, en dirigeant sa conduite d'après ses voies et moyens, en se bornant à faciliter ou à modérer ses efforts curatifs. C'est dire que, là comme ailleurs, je répudie l'esprit de système, justement défini par Taine « une béquille à l'usage des impotents ». Pour être homme d'action et de résolution, en médecine, il importe de se rendre, avec sagacité, un compte précis de la valeur des troubles fonctionnels et des lésions : quant à la *spécialité*, elle n'existe qu'autant qu'elle est fécondée par des idées générales et l'on ne peut soigner utilement la peau que si l'on connaît à fond les diathèses.

D^r. E. MONIN,

Paris, 7, rue Royale.

COMMENT ON SE DÉFEND

CONTRE

L'ECZÉMA

CHAPITRE Ier.

L'eczéma : ses causes.

Eczéma vient du grec *eczéó*, je fais éruption. C'est une inflammation particulière de la peau, caractérisée par une rougeur congestive avec chaleur locale, suivie de vésiculation exsudative, dont le suc se concrète en croûtelles, et aboutissant à la desquamation ou à l'exfoliation de l'épiderme. Des démangeaisons plus ou moins vives font cortège à ces diverses phases. L'eczéma est le type de l'éruption pointillée humide, de la dermite catarrhale ou suintante.

L'eczéma aigu ne se manifeste guère sans accompagnement de courbature, d'embarras gastrique. L'éruption est presque toujours précédée aussi d'une sorte de tension ou d'œdème prurigineux de la région envahie ; puis, ce sont les macules miliaires rouges, bientôt papuleuses et vésiculeuses, appelant le grattage et donnant issue à une sérosité poisseuse et claire.

L'eczéma n'est pas toujours suintant, avant sa période croûteuse : il est parfois sec ou squameux ou encore se présente sous la forme de fissures ou de fendillements épidermiques, de plaques arrondies ou nummulaires, d'une zone rouge, etc. Il existe ainsi une foule de variétés et de sous-variétés cliniques de l'eczéma; sans compter les types hybrides et intermédiaires, qui rendent parfois le diagnostic fort épineux. Heureusement, le traitement n'a jamais à pâtir de ces incertitudes, lorsqu'il est prudemment institué, en tâtant, pour ainsi dire, la susceptibilité de la peau.

Localisé ou général, l'eczéma donne lieu à de cuisantes démangeaisons, que la chaleur du lit rend parfois intolérables pendant la nuit. Lorsque la phase chronique apparait, le suintement (alcalin, riche en albumine, et qui, sur le linge, fait l'effet d'un empois) cesse de se sécréter et fait place à l'exfoliation croûtelleuse. On a voulu faire intervenir, ici, l'action pathogène des microbes :

mais cette action paraît très secondaire et sans aucun rôle vraiment causal.

L'eczéma n'est, d'ailleurs, qu'une portion de maladie, je veux dire le reflet sur la peau d'un état général. C'est le ralentissement nutritif (caractérisé principalement par une oxydation défectueuse ou incomplète des matériaux albuminoïdes de l'économie), c'est le ralentissement nutritif qui élimine, par la peau irritée, les déchets azotés. C'est pourquoi l'eczéma s'installe volontiers chez les enfants lymphatiques et chez les adultes qui ont vu, par l'influence de l'âge, leur tempérament lymphatique se transmuter en arthritisme. Au point de vue du ralentissement de la nutrition, lymphatisme égale arthritisme. La rétention dans le milieu sanguin de l'acide urique, des principes biliaires, des leucomaïnes et d'autres poisons autogènes nous explique les éruptions constitutionnelles : ce n'est que l'extériorisation d'un chimisme organique défectueux et la peau de l'eczémateux devient, en quelque sorte, le miroir de sa déviation nutritive.

*
* *

Ce qui prouve jusqu'à l'évidence que c'est bien la diathèse qui domine la production des eczémas, ce sont les alternances ou coïncidences de cette dermatose avec diverses autres manifestations arthritiques et notamment avec la dyspepsie, l'asthme, la congestion pulmonaire, les gravelles biliaire et urinaire, l'artério-sclérose, etc... Il n'est pas de praticien un peu observateur qui n'ait vu des crises d'asthme guéries, après plusieurs années, par l'apparition d'un eczéma étendu. J'ai, pour ma part, dans ma spécialité du tube digestif, remarqué combien les fermentations anormales (caractérisées par la présence de l'indican dans les urines et celle des acides gras dans l'estomac) possèdent une action provocatrice sur l'eczéma et curative de la dyspepsie rebelle. C'est probablement à la faveur de l'élimination de ces principes irritants par la voie sudoripare que cette action dérivative se manifeste chez les sujets arthritiques.

Inversement, j'ai vu, plusieurs fois, la brusque guérison d'un eczéma un peu étendu être suivie de gastrite atrophique ou de cancer de l'estomac. Il est clair qu'en obviant à l'élimination cutanée des toxines, la nature ou l'art augmentent les graves dangers de l'infection viscérale. C'est ce que les anciens, excellents observateurs, appelaient les *métastases* des dermatoses, répercussion morbide qui montre bien l'alternance des états tégumentaires et viscéraux et la nécessité de respecter parfois un émonctoire devenu nécessaire à l'équilibre général de la santé. En compulsant les écrits sur ces questions, on voit la néphrite albumineuse, le catarrhe bronchique, la pleurésie, la péricardite, l'entérite, etc..., succéder à la brusque suppression d'un eczéma ancien, profond, étendu ou rebelle. Chez les enfants et les vieillards, c'est souvent le cerveau qui paye, par une grave lésion, les frais de la répercussion morbide.

L'eczéma est fréquent dans les professions sédentaires, favorisé qu'il est par les oxydations insuffisantes ou incomplètes. Il frappe les accouchées qui se dérobent à leur mission laitière et cherchent des mamelles remplaçantes : le *lait répandu* est la signature trop fréquente de leur infraction aux lois physiologiques, qu'on ne viole jamais impunément.

Tout ce qui trouble la nutrition générale prédispose à l'eczéma. Les fatigues exagérées, la privation de sommeil, la dentition, la formation, l'âge critique constituent autant de prédispositions. Mais c'est surtout l'alimentation défectueuse, insuffisante ou insalubre qui est souvent coupable. Pendant les horreurs alimentaires du siége de Paris, l'hôpital Saint-Louis regorgea d'eczémas. L'eczéma d'origine alimentaire est souvent limité à la région faciale et très prurigineux. Un régime surabondant, une cuisine succulente ou recherchée, l'abus des aliments épicés et salés, l'habitude des dîners en ville et de la cuisine plantureuse des hôtels sont bien plus souvent fautifs que le régime insuffisant ou grossier. Les végétariens ignorent l'eczéma, tandis que les enfants prématurément nourris de viandes fortes souffrent de dermatoses. Souvent l'insuffisance rénale ou la torpidité hépatique expliquent en partie cette pathogénie : quoi qu'il en soit, j'ai pu guérir nombre d'eczémas par le régime sévère seul, sans le secours d'aucune médication locale ou spécifique. Il suffit souvent de rétablir le bon fonctionnement du foie, ce grand dépurateur de l'organisme ; de triompher d'une opiniâtre constipation ou d'une ancienne dilatation d'estomac, ou bien encore de soigner convenablement une métrite et de rétablir la régularité menstruelle, boussole de la santé féminine.

On voit aussi des eczémas provoqués par l'intolérance de certains médicaments : iodure, bromure, fer, arsenic, antipyrine, etc. On en voit

survenir sous l'action d'une cause purement ner-
veuse : choc émotionnel, chagrin violent, accès
de joie ou de colère, soucis habituels. Ici, les
vaso-moteurs sont en jeu : c'est eux qu'il faut
incriminer dans l'explication des troubles cutanés
trophiques. Il s'agit, alors, presque toujours, de
sujets neuro-arthritiques, coutumiers de mi-
graines ou de névralgies, en proie à la neurasthénie, aux psychoses, au surmenage cérébro-
spinal (1).

L'eczéma reconnaît aussi comme causes occa-
sionnelles les perturbations saisonnières, les alter-
natives de chaud et de froid (bains chauds en
hiver, chaleur des fours de boulangers et autres
corps de métier). Lorsque l'éruption apparaît
pour la première fois, c'est le plus souvent en
hiver, et cette préférence peut s'expliquer par
la moindre résistance de la peau, qui présente en
cette saison son minimum d'activité.

(1) « La plupart des hommes meurent de chagrin. » (*Buffon.*)

CHAPITRE II

Causes externes. Marche. Pronostic.

Quelques formes d'eczéma ne présentent guère de racines constitutionnelles. Ce sont éruptions de cause externe, ne touchant guère que l'écorce de l'arbre humain et ne faisant, suivant la définition de Bazin, qu'*effleurer* l'organisme.

Certaines personnes, prédisposées par une peau irritable, réagissent sous l'influence extérieure la plus faible ; les enfants et les femmes, les roux et les blonds sont connus à cet égard. Chez ces personnes, la gale, la vermine (puces, poux, punaises), les moustiques, certaines chenilles et même la simple malpropreté, provoquent un prurit plus ou moins étendu, suivi de grattages, qui deviennent la cause occasionnelle ou mécanique de lésions eczémateuses.

On voit aussi des contusions répétées ou prolongées, le frottement d'un vêtement ou sa pression (corset), le port des bretelles, des jarretières, ceintures, bas élastiques, bandages, souliers étroits, etc..., déterminer l'eczéma. Les fièvres éruptives de l'enfance disposent incontestablement la peau à l'invasion de cette dermatose. Enfin, certains agents d'irritation cutanée provoquent parfois des eczémas formidables: je signalerai surtout l'iode et l'iodoforme, le vésicatoire, le sinapisme, l'arnica, le salol, etc... C'est dans cette catégorie *de cause externe* que rentrent les éruptions professionnelles des blanchisseuses, boulangers, maçons, cuisiniers, servantes de bars, serruriers, vernisseurs, peintres, tanneurs, menuisiers, droguistes, pharmaciens, épiciers, etc. Ces éruptions siègent presque uniquement aux mains : ce sont plutôt des dermites spéciales que de véritables eczémas et, ce qui le prouve, c'est qu'on les voit disparaître avec la cause qui les produisit. C'est ainsi que la « gale des épiciers » est surtout causée par le maniement du sucre ; par analogie, les diabétiques ne voient-ils pas surgir des eczémas sur les parties de leur corps irritées par le contact de leurs urines ?

L'eczéma est rarement assez grave pour menacer la vie. Parfois — nous avons insisté sur ce fait — il jouit d'une action préventive ou protectrice assez marquée pour éloigner, principalement chez les enfants et les vieillards, des manifestations viscérales, beaucoup plus sérieuses, de la diathèse arthritique.

Mais, en dépit de sa bénignité usuelle *quoad vitam*, l'eczéma réclame toujours un traitement. Ses incessantes poussées, ses faciles récidives, accompagnées de vives démangeaisons, excitent le système nerveux, installent l'insomnie. D'autre part, le moral s'affecte volontiers, du fait des obstacles sociaux ou professionnels semés par les éruptions qui ont leur siège sur les parties découvertes. Enfin la triste réputation de cette « tunique de Nessus », sa ténacité habituelle, ses interminables poussées, surgissant toujours de nouveau *au moment où l'on croit en avoir fini* (les anciens aimaient aussi à comparer l'eczéma à l'*hydre de Lerne*), contribuent largement à désespérer les plus optimistes. Rien de plus pénible, pour une femme, qu'un eczéma facial un peu persistant ; vous voyez la malheureuse s'installer, à demeure, devant son miroir ; son imagination travaille à s'exagérer les méfaits, trop réels, de sa dermatose, qui devient obsession, véritable *phobie*. La peur de rougir, les idées tristes, le refus des invitations, la fuite de toute société et l'inévitable neurasthénie, prompte à saisir sa proie facile : telles sont les conséquences

journellement observables, dans la pratique des
maladies cutanées.

CHAPITRE III

Le traitement général.

On évite les poussées eczémateuses en supprimant les causes d'irritation externe de la peau ;
en atténuant les causes internes ou viscérales ; en
modifiant, enfin, la diathèse ou disposition constitutionnelle. Je recommande toujours aux prédisposés d'éviter la flanelle sur la peau ; de porter du linge de corps très fin et fréquemment
changé ; de favoriser les fonctions perspiratoires
des téguments, par les bains courts et fréquents,
les douches tièdes et la pratique habituelle du
tub quotidien et des frictions sèches ou humides.

Que le prédisposé prenne bien garde d'introduire dans son tube digestif les substances alimentaires fermentescibles : bouillon et extraits
de viande, poisson non fraîchement retiré de
l'eau, gibier, charcuteries, salaisons, triperie,
conserves, fromages forts, légumes âcres ou

acides, condiments abusifs, fruits incomplète-
ment murs. Il devra aussi renoncer au vin pur,
aux liqueurs, au thé et au café, boissons excitantes de la peau. Pendant la saison hivernale,
je conseille souvent, avec succès, comme régime
prophylactique, tous les quinze jours, deux jours
de suite de régime lacté absolu. En été, les cures
de raisin et de petit lait, les stations hydro-miné-
rales sulfureuses sont de puissants moyens, que
je recommande avec insistance pour éviter les
rechutes de l'eczéma. Lorsqu'il le peut, du reste,
le malade fera sagement d'adopter la vie dans un
air pur, ozonisé, à la forêt ou à la montagne et
d'éviter les bords de la mer, aussi bien que le sé-
jour prolongé des villes populeuses.

Le traitement général de l'eczéma doit consis-
ter, tout d'abord, à suppléer à l'insuffisance des
émonctoires et à favoriser les oxydations et les
éliminations, ce qui est le meilleur moyen de dé-
river les sécrétions de la peau et d'apaiser l'irritation congestive de cet organe. Les grands
lavages intestinaux (avec la tisane froide de
saponaire ou de pensée sauvage) ont l'avantage
de faire taire les fermentations intestinales et de
redresser la fonction du foie, habituellement
troublée chez l'arthritique. Une fois par semaine,

je conseille une purgation avec un gramme de calomel, sel qui a l'avantage d'être aussi diurétique et favorise puissamment les éliminations et l'asepsie viscérale. Comme variante, je donne, aux repas, une petite cuillerée de la poudre suivante, alcaline, laxative et diurétique, dans une tisane d'uva ursi ou de barbes de maïs :

Sulfate de soude	40
Benzoate de soude	20
Phosphate de soude	15
Bicarbonate de soude	10
Salicylate de soude	2

M.

Si l'eczéma est très étendu, la diète lactée, avec quelques œufs et un peu de pain rassis, doit être instituée durant une quinzaine.

Pendant l'été, il importe de modérer la sécrétion sudorale trop abondante, qui irrite les lésions de la peau. Matin et soir, je fais prendre une cuiller à café de phosphate tribasique de chaux, délayé dans une tasse de tisane de scabieuse ou d'orme pyramidal ; avant chaque repas, je fais prendre trente gouttes du mélange suivant :

Teinture de sauge...............: 60
—   d'agaric blanc........... 10
—   de belladone ....: 5
M.

Dans la période aiguë de l'eczéma, il ne faut pas trop compter sur l'action favorable des bains. On évitera naturellement les bains trop chauds, trop froids, sulfureux, alcalins et irritants et on ne les prolongera pas, comme il est utile de le faire lorsque l'acuité est en partie éteinte. En employant le borax comme alcalin (100 de borax et 500 d'amidon pour 250 litres d'eau tiède), le bain n'a rien d'irritant : il est souvent bon d'adoucir l'eau tiède par l'addition du son, de l'amidon, du goudron liquide et surtout de la gélatine dissoute. Dans certaines formes d'eczéma récidivant sous la moindre action thermique ou autre, je me loue de l'électricité, employée sous la forme d'effluvation statique ou de courants de *haute fréquence.*

CHAPITRE IV.

L'hygiène des voies digestives. — La lutte contre la diathèse. — Le régime alimentaire. — Les cures d'eaux.

Lorsque les fermentations intestinales sont très marquées, on obtient une amélioration sensible dans les lésions éruptives, par un traitement ainsi libellé. Tous les matins et soirs, une cuillerée à soupe du mélange suivant :

Eau phéniquée au millième........	500
Glycérine pure.................	100
Fluorure d'ammonium...........	1
Ess. de menthe Pouliot..........	25 gttes.

M.

Avant chaque repas, un cachet :

Charbon de peuplier...........	0.25
Benzo-naphtol................	0.15
Salol.......................	0.10
Bétol.......................	0.10
Benzoate de bismuth..........	0.15
Salicylate de magnésie........	0.20
Menthol.....................	0.05

M.

Chez les goutteux, on donnera, tous les matins, une pilule avec 0.10 de quinine, un milligramme de digitaline et de colchicine ; aux repas, une cuillerée à soupe du mélange :

Eau de chaux.....................	500
Lactate de strontiane............	30
Benzoate de lithine..............	10

    M.

Chez les anémiques, les préparations d'hémoglobine et de glycérophosphates, les pratiques hydrothérapiques et électrothérapiques sont à conseiller. Chez les chlorotiques mal réglées, je me trouve bien des pilules suivantes :

Extrait de viburnum...........	0.15
Cacodylate de fer...	0.02

    M.

pour une pilule (3 par jour).

Les rhumatisants auront recours aux alcalins : eaux minérales naturelles, pilules avec 0.20 d'extrait de saponaire ou de stigmates de maïs et 0.05 de chlorure d'ammonium. Je leur conseille aussi, aux repas, 30 gouttes d'alcoolé de genièvre ou de thuya occidental.

En cas de lymphatisme très marqué, il faut faire prendre, à chaque repas, une pilule avec 0.20 d'extrait de feuilles de noyer et 0.05 d'iodoforme ou d'aristol, qui est un thymol bi-iodé. Chez les herpétiques, l'hyposulfite de soude (1 à 2 gr. par jour en solution) et les pilules avec 0.25 d'extrait de douce amère et 5 milligrammes d'iodure d'arsenic fournissent de nombreuses guérisons.

Chez les névropathes, le soufre lavé, le chlorure de calcium, le castoréum uni au phosphure de zinc, suppriment le prurit et l'énervement général : contre les démangeaisons nocturnes, j'administre, le soir, avec un verre à madère d'eau de fleurs d'oranger, le cachet suivant :

Poudre de feuilles de jaborandi.. 0.60
Poudre de Dower............... 0.25
Extrait sec de valériane........ 0.20
Poudre de jusquiame........... 0.10
 M.

pour un cachet.

Il faut éviter les bromures, le chloral, les préparations d'huile de foie de morue et d'iodure de fer, qui ont un mauvais retentissement sur la peau, ainsi que la levure de bière qui (en dépit de la mode actuelle) m'a toujours semblé plus nuisible qu'utile.

Quel doit être le régime alimentaire des eczémateux ? De tout temps, on a observé que le régime carné est facteur de dermatoses en général, tandis que le régime végétal conserve la beauté du teint et la santé de la peau. Il faut donc recommander aux eczémateux, surtout s'ils sont arthritiques et congestifs, une certaine sobriété pour le régime animal. Ils éviteront d'épaissir leur sang par des viandes trop substantielles, des matières extractives, sauces, etc. Les volailles jeunes, poulet et dindon particulièrement, le veau et l'agneau, les grenouilles, les viandes gélatineuses (tête et pieds de veau, pieds de mouton, jambon frais, langues) s'appliquent surtout aux sujets que la diathèse rend incapables d'éliminations régulières et complètes. Tout régime surabondant, tout excès de viande rouge, de poisson ou de gibier se payent presque immédiatement par l'exaspération des poussées cutanées.

Ajoutez à ce régime les potages au lait, les légumes préparés au maigre avec du beurre très frais (notamment artichauts, salades cuites, salsifis, crosnes, carottes, épinards, laitues, romaine, chicorée, céleri, pommes de terre, lentilles, haricots verts, petits pois, cardons), les fruits bien mûrs à gros noyau (pêche et reine Claude principalement), l'orange, le raisin, la fraise, la cerise et la pomme cuites, les pruneaux, le pain d'épices, les crèmes, les biscuits secs et les fromages frais. Dans les entremets et les plats sucrés, je conseille de remplacer le sucre ordinaire par la lactose ou sucre de lait.

Comme boisson, je conseille un bon vin naturel étendu de tisane d'uva ursi ou une bonne bière coupée de petite centaurée.

La peau étant le miroir du sang, il faut se garder d'échauffer par des libations alcooliques ce liquide nourricier. Il faut naturellement supprimer toute boisson prise en dehors des repas et particulièrement les soi-disant apéritifs ; éviter même les aliments d'épargne, néfastes aux sédentaires qui n'oxydent rien.

Les aliments à fuir sont : le bouillon, les extraits de viande, les sauces au vin, les mayonnaises, le bœuf et le mouton saignants, le canard, l'oie, les cervelles, les ris de veau, le pigeon ; les poissons de mer (surtout à chair colorée), crustacés et coquillages, s'ils ne sont pas d'une absolue fraîcheur ; les viandes conservées, salées, fumées, charcuteries, saucisses ; les fritures, condiments (ail, oignon), conserves de tous ordres, ragoûts, foie, rognons, les œufs durs ou trop cuits, les fromages fermentés, les sucreries et pâtisseries (gâteau aux amandes, tarte, brioche, galette et petits fours).

On se méfiera également des crudités : (radis, salades, concombres), du maïs, de l'avoine, du sarrasin, du cresson, des tomates, aubergines, truffes et champignons, haricots secs, choux, choux-fleurs, choux de Bruxelles, choucroute, asperges, oseille, fruits acides (fraise, cerise aigre, framboise, groseille), fruits huileux (olives, noix, noisettes, amandes), boissons distillées ou fermentées, café, thé et même chocolat. L'art de guérir est souvent l'art de s'abstenir, pour les eczémateux comme pour les arthritiques.

L'eczéma est une de ces maladies justiciables de la diététique, dont Sydenham disait : *optimum medicamentum est opportune cibus datus.*

*

C'est surtout aux retours offensifs estivaux que s'appliquent les cures d'eaux. Les sulfureuses sont les meilleures dans l'eczéma chronique ; les alcalines, éliminatrices et diurétiques, conviennent mieux aux eczémas aigus. Les scrofuleux rechercheront les eaux salines, bromo-iodurées ou chlorurées arsenicales. On enverra les névropathes aux eaux thermales indifférentes, aux stations sédatives, aux établissements hydrothérapiques situés sur les hauteurs, avec cure de lait ou de raisin.

Fréquemment, l'eczéma se manifeste, au cours d'une cure thermale, chez un asthmatique, un migraineux, un goutteux : traduction cutanée de la diathèse. Que de clients et de clientes, depuis un quart de siècle, m'ont affirmé, personnellement, n'avoir joui d'une bonne santé qu'à la suite d'une saison balnéaire ayant fait sortir, chez eux, un eczéma latent ! Ils avaient éliminé, par cet effort réactionnel de la nature médicatrice, des déchets azotés toxiques et déraciné, par l'apparition dérivative d'un catarrhe à la peau, de profonds et tenaces germes morbides, qui paraissaient rivés à leur organisme et avaient résisté à tous les traitements. L'eczéma est, dans ces cas, la forme diathésique désirable, et j'estime qu'il faut la rechercher, dans l'incessant combat

que le thérapeute engage avec les maladies chroniques, monstres mystérieux.

CHAPITRE V.

Traitements locaux de l'eczéma.

A la période aiguë, il faut se garder de toute
pommade, de tout corps gras, de tout topique
irritant et s'ingénier uniquement à faire tomber
la fièvre locale, par le moyen des compresses dé-
tersives d'eau de sureau, additionnées, par litre,
de 10 grammes de borax, 2 de résorcine et 1 d'acide
salicylique. On mouillera avec cette mixture
des compresses de tarlatane stérilisée, que l'on
maintiendra en permanence, recouvertes de taf-
fetas ciré ou de gutta-percha laminée. Ces enve-
loppements humides permanents jouissent de la
meilleure action antiphlogistique : on peut, tou-
tefois, les remplacer, pendant la nuit, par la
simple occlusion caoutchoutée, qui entretient une
sorte de bain de vapeur, très favorable à la gué-

rison de l'état aigu. Si le derme est très irrité, les cataplasmes d'amidon de riz, boriqués et laudanisés, sont préférables, à mon sens : il faut, du reste, étudier toujours avec soin les caractères réactionnels de la peau, très différents dans les deux sexes, chez l'enfant, l'adulte, le vieillard, et suivant les professions ou castes sociales.

Dans les eczémas très suintants, il faut renoncer vite aux pansements humides et recourir aux topiques pulvérulents, dont voici la meilleure formule :

Fécule de pommes de terre...... 100
Oxyde blanc de zinc............ 10
Salicylate de bismuth........... 2

M.

J'alterne, volontiers, cette poudre avec des compresses d'une décoction de feuilles de noyer additionnée d'extrait de Saturne.

Dans les eczémas très prurigineux, je conseille les compresses avec : eau phéniquée au centième, un verre; teinture de benjoin, une cuiller à café, et menthol, 0.50 ; ou bien le bleu de méthylène au centième, alterné avec le glycérolé tartrique

(1 gramme d'acide tartrique pour 50 de glycérolé d'amidon).

Lorsque l'eczéma arrive à sa période squameuse, le glycérolé précédent peut être prescrit, à 3 ou 4 0/0 : je conseille aussi les badigeonnages avec parties égales de glycérine et d'huile de cade et les pommades, dont voici une formule efficace :

Lanoline 50
Teinture de cachou.............. 20
Précipité blanc................ 2
          M.

On alterne ces topiques avec les cataplasmes d'amidon additionné de vingt gouttes de teinture d'iode, ou bien les compresses avec : infusion de sauge, un verre ; alcool camphré, deux cuillers à café ; alun de potasse, 2 grammes.

Dans les eczémas secs, l'occlusion nocturne à la gutta-percha met obstacle au grattage et à ses lésions si compromettantes pour la guérison, tout en entretenant une chaleur et une humidité locales des plus favorables à la restauration régénératrice de l'épiderme. On aidera la guérison définitive par de légères scarifications, suivies de compresses résorcinées chaudes ou d'applications d'une pommade ainsi formulée :

    Axonge benzoïnée................... 40
    Baume du Pérou....................   5
    Salicylate de bismuth..............   3

        M.

Dans l'eczéma accompagné d'épaississements et d'infiltrations de la peau, le massage est favorable, ainsi que les bains de vapeur locaux, les courants faradiques et la compression régulière et méthodique par les bandelettes imbriquées d'emplâtre salicylé au calomel.

*
* *

Lorsque l'eczéma a son point de départ dans une dermite professionnelle, il siège généralement aux mains ; alors, les gants de caoutchouc, portés pendant la journée, permettront le travail manuel. Le soir, on lavera les mains à l'eau chaude et au savon neutre, pour les recouvrir, la nuit, de pommade à l'oxyde de zinc avec larges gants de fil. Dans l'eczéma fissuré ou crevassé des doigts, je conseille les badigeonnages quotidiens avec la glycérine iodo-iodurée. Lorsque les ongles sont secs, rugueux, fendillés et cassants, on aura recours à la pommade pyrogallique : mais la guérison est, ici, fort aléatoire.

Dans les eczémas du *conduit auditif*, il faut recommander aux malades le grattage et le cure-oreilles ; dans la forme aiguë humide, on poudrera à la stéatite de zinc ; dans la forme sèche, tenace et désespérante, on badigeonnera avec : huile d'amandes douces, 15, et huile de cade, 1. Des mèches enduites de glycérine boratée empêcheront le rétrécissement du conduit : enfin dans les formes rebelles, une solution faible de nitrate d'argent pourra être injectée.

L'eczéma *variqueux* est fréquent chez les repasseuses, les boulangers et dans les professions qui font de longues stations debout : le repos, jambe élevée, les bas élastiques lacés, les massages, suivis de pansement occlusif avec l'emplâtre de zinc, sont alors à conseiller. Pour les plis articulaires, l'emplâtre rouge ou celui au calomel valent mieux encore.

Le suspensoir en caoutchouc pur guérit souvent l'eczéma *scrotal*, même si la peau a subi un épaississement pachydermique : il faut toujours traiter l'état hémorroïdaire concomitant. Il en est de même pour l'eczéma *anal*, qui procure, parfois, des crises fort pénibles de cuisson prurigineuse. On le guérit par les lotions chaudes de liqueur de Van Swieten, les lavements d'eau boriquée, les pommades à l'hamamelis et au précipité blanc et surtout les suppositoires ainsi composés :

Beurre de cacao.............. }
Huile de ricin............... } q. s.
Ext. de belladone............ 0.10
Cocaïne 0.10
Menthol...................... 0.05

M.

pour un suppositoire.

Dans l'eczéma *vulvaire*, exaspéré par la menstruation, les malades se déchirent littéralement avec leurs ongles : des pulvérisations de chloral dissous dans une émulsion d'amandes amères réussissent alors très bien. Chez les personnes grasses, l'eczéma de l'*ombilic* et du pli de l'*aine* donne lieu à de violentes démangeaisons, avec exsudats abondants et fétides ; il faut les soigner surtout par des poudres, particulièrement celle de talc, tannin et acide salicylique.

Dans l'eczéma de la *face*, on évitera les causes de congestion : corset ou col serrés, repas copieux, boissons excitantes, constipation, dyspepsie, dysménorrhée. On emploiera l'aloès comme dérivatif, on condamnera la femme au repos pendant ses règles, on soignera avec attention la fonction utéro-ovarienne. La malade renoncera au savon, aux poudres de riz, crèmes et lotions de toilette, qui dessèchent et fendillent la peau. Je conseille, dans ces cas, souvent cette formule :

Coldcream frais..............	30
Oxyde de zinc................	2
Camphre	0.50
Résorcine....................	0.25

M.

(On peut donner à cette pommade la couleur de la peau en y ajoutant un peu de rouge de carthame.)

L'eczéma des *narines* se traite par l'eau de sureau boriquée, les attouchements à l'huile de bouleau ou à la glycérine cupro-sulfatée. Celui des *lèvres*, fendillé et orbiculaire, est fort gênant pour la parole, le rire et même l'alimentation, par suite des tiraillements qui s'exercent alors sur ces organes si mobiles. On se méfiera des dentifrices à base de salol ou trop riches en essences. On prescrira les pommades à l'alun, au chloral, à la cocaïne.

Dans l'eczéma des *paupières*, on évitera les poussières, la vive lumière, les frottements et les grattages : on conseillera les compresses tièdes, pendant la journée, à base de liqueur de Van Swieten et d'eau de laurier cerise (parties égales). Le soir, on appliquera une pommade à l'oxyde jaune. Il faudra surveiller les voies lacrymales et cautériser à la pierre divine les petites ulcérations.

L'eczéma des *régions pileuses* est essentiellement rebelle et récidivant. A la barbe et aux sourcis, l'épilation est parfois nécessaire. Je conseille ensuite les compresses avec 5 grammes de benzoate de lithine et 1 gramme de sulfo-phénate de zinc pour un litre d'eau de mélilot, ainsi que la pommade au précipité blanc. Au *cuir chevelu*, la forme éruptive, sèche et écailleuse, entraîne assez souvent la chute des cheveux. Il faut se hâter de couper les cheveux court, faire tomber les croûtes par la calotte de caoutchouc, les pulvérisations d'eau phéniquée, les compresses imbibées du mélange suivant :

Eau d'amidon............... 1 litre.
Huile de cade.............. 20 gr..
Teinture de quillaya........ q. s.

M.

La meilleure pommade est à base de soufre et de turbith minéral : on la prescrira ensuite, dès que les croûtes seront tombées.

*

L'opinion de Kromayer résume admirablement, pour moi, l'idée pratique qu'il faut se faire du traitement local de l'eczéma : « si tous les eczémas étaient aigus ou chroniques, le traitement n'aurait rien de difficile. » Malheureusement, la plupart des eczémas sont (ainsi que le dit le savant spécialiste allemand) *un mélange de lésions inflammatoires aiguës et chroniques*. La difficulté du traitement vient de ce que les indications sont, presque toujours, *en état d'antagonisme*. Pendant que les lésions aiguës réclament la mise au repos de la peau et les adoucissants, l'eczéma chronique ne se réduit, lui, que par les topiques irritants et les caustiques légers. La difficulté pour le praticien gît dans l'art de concilier ces deux indications opposites et de louvoyer, au bénéfice du malade, entre les agents locaux de sédation et ceux de substitution : *hic opus, hic labor est.*

TABLE DES MATIÈRES

86